Hoe krijg ik een 6 Pack snel

De No.1 gids over hoe je zes Pack Abs

Auteur: Arnold Yates

Wait! Before you continue…. Would you like to like to have access to <u>FREE KINDLE BOOKS</u>?

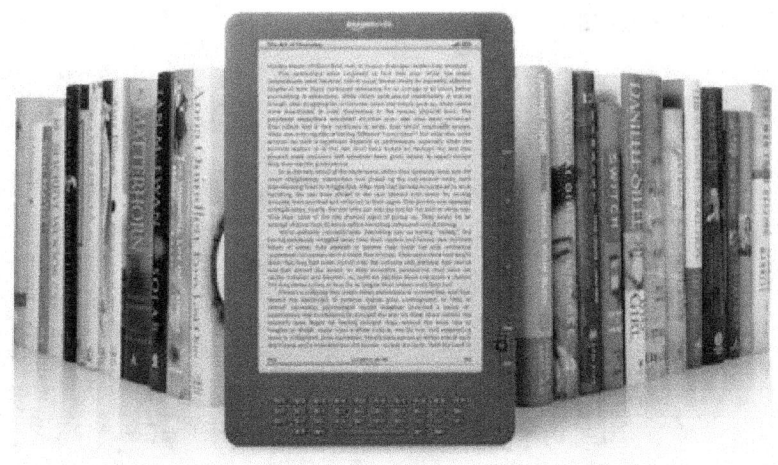

If you answered **YES** then

<u>CLICK HERE</u>

There is a <u>FREE BONUS</u> at the end of the book!

Inhoudsopgave

Introductie

Dus, je hebt besloten om eindelijk te ontdoen van alle dat flab en maken die abs komen uit verbergen. Zelfs als u al gekregen van de flab ontdoen hebt, vleiend die buikspieren aan te spannen om zich weer te geven is niet een gemakkelijke taak. U kan al hebben ontdekt dit feit van de nutteloze crunches dat je elke dag doet.

Alles wat u nodig hebt is het juiste advies om hen te tonen zich in al hun glorie. Denk enkel! Alleen door een paar eenvoudige oefening tips volgt, kunt een lekker dieetplan en het vermijden van enkele fouten (dat kan waarschijnlijk worden bega je nu) u een moordenaar instantie dat iedereen jaloers op zou zijn.

U ziet, er is meer aan dit regime dan enkel het juiste soort voedsel eten of uitoefening van je lichaam aan de stof. Als u de exacte factoren die u enorme resultaten geven in een paar dagen weet kunnen, kunt u een moordenaar instantie in geen tijd bij allen. Plus hoeft u niet jezelf te committeren aan een van die regimes ofwel te dwingen. Ze zijn zo gemakkelijk te doen en zo leuk dat u eigenlijk verwacht zou doen ze elke dag.

Het is niet alle pret en spelen maar. Dit betekent ook dat moet je weten wat u zou moeten vermijden en het verschil tussen gezonde en BLIJKBAAR gezonde keuzes. U moet ook bewust zijn van de spieren die u Toon wilt, zodat u voorkomen het maken van een pijnlijke fout dat kunt terwijl het uitoefenen van je buik.

6 pack 101-begrijpen de spieren die deel uitmaken van het 'Pack'

Wist u dat u al een 6 pack verborgen onder al dat vlees? Het is alles wat er onder al die buik vet. Naast de hand liggende imago boost die je krijgen kunt als u erin slaagt om jezelf te bevrijden van alles wat vet, kan u ook kunnen besparen jezelf van aanbestedende levensbedreigende ziekten. In feite, volgens de New England Journal of Medicine verdubbelt abdominaal vet eigenlijk het risico hoog risico op ziekten voorkomen.

Echter voordat je hoofd naar de sportschool, neem een kijkje op de werkelijke spieren die deel van de beruchte 6 pack uitmaken:

Musculus rectus Abdominis

Dit is misschien het een spier die u zult moeten bijzondere aandacht besteden aan. Het is vrij lang, zoals het strekt zich uit van je ribbenkast tot in je bekken. U gebruikt deze spier wanneer u nodig hebt om je bekken tot aan je ribbenkast of andersom. Plus, hoewel het wordt soms aangeduid als een 6 of 8-pack, het is slechts één spier die is gesegmenteerd via pezen (waarvan er drie zijn horizontale, terwijl de laatste verticale is) kunt u opstaan uit een liggend of gemakkelijk te oefenen. Ja, dit zijn de spieren die de meeste mensen liefdevol de 6 pack noemen, hoewel de volgende ook deze structuur:

Externe Obliques

Deze spier is verantwoordelijk voor het verkeer van links naar rechts van het menselijk lichaam. Dus, wanneer u een racket swing, vleermuis of punch iets (of iemand), heb je deze spier bedank. Ze make-up aan weerszijden van uw abs en lopen zijwaarts van je ribben naar de heupen, waarmee u uw kofferbak ook draaien. Houden van deze spier passen is de sleutel tot een getinte lichaamsbouw en solide midden.

Interne Obliques

Deze spieren beginnen vanaf je bekken en gaan helemaal naar het einde van uw ribben. Recht onder uw externe obliques liggen, ze loodrecht op hen ter bescherming van uw wervelkolom tegen verwondingen. Met andere woorden, fungeren deze als schokdempers zodat u letsel als je toevallig te veel twist of vallen terwijl doen. Plus, ze ook gebeuren met het vergemakkelijken van de omhoog en omlaag beweging van het middenrif als je inademt. U kunt waarschijnlijk denk waarom houden deze spier passen zal de moeite waard.

Transverse Abdominis

Dit is de belangrijkste spier die de bevoegdheden van alle anderen. Ligt onder de rectus abdominis stabiliseert het je maag samen met uw bekken en de onderrug. Kijk naar het als een natuurlijke gewichtsriem die je ruggengraat en organen tegelijkertijd waarborgt en voorziet uw lichaam evenwicht. Uitoefening van deze spier zal u toelaten om meer inspannende training met gemak doen en meer gewicht verliezen tijdens die 6 pack opleiding.

Tips voor het trainen

Nu, u kunt niet verwachten te verliezen alles wat vet op en start die abs zonder een juiste training regime vleiend. Echter, je zult niet geloven de gemeenschappelijke fouten die mensen maken die klein genoeg is om te overzien maar groot genoeg om de impact van uw training regime op een negatieve manier. Sommige blunders kunnen het whittle van uw gezondheid met u wordt niemand wijzer! Hier volgen een opleiding tips die u kunnen helpen houden dat ijzer focus op je doel 6 pack:

Verschil tussen effectieve en niet-effectieve Cardio

Veel fitness goeroes en artsen in het algemeen van mening dat mensen die lijden aan hart-en vaatziekten of zwaarlijvigheid lichte aërobe training aanneemt (beter bekend als cardio) in hun dagelijkse uitoefening regime. Vaker wel dan niet bestaat de training uit een 30 tot 60 minuten van cardio voor ten minste 3 tot 5 keer in een week voor het regelen van hun hartslag. Dit is echter niet 'cardio' helemaal maar een saai en nutteloos 'oefening' dat niet u op de lange termijn helemaal profiteert.

U ziet, volgens recente medische gegevens, cardio regimes zoals dit één uiteindelijk meer kwaad dan goed doen, als zij omhoog worden gehouden. Je moet in gedachten houden dat het menselijk lichaam is gemaakt om kleine uitbarstingen van inspanning tegelijk, niet hardcore workouts die je doorgebracht laat voordat ze enkel goed doen doorstaan! Met andere woorden, moet u een 'stop-and-go'-training methode in plaats van een gestage tempo dat letterlijk je ademloos en niet in staat laat om te functioneren voor de meeste van de dag te hanteren. Neem enkel een blik bij het dierenrijk. Heb je ooit hen uitoefenen zelf overdreven veel terwijl hun prooi te jagen? Zelfs de koning van de jungle jaagt op een georganiseerde manier om energie besparen en de sterkte zal moeten behouden terwijl het nemen van een groot dier. Dan moet u ook aan te nemen dat herstelperiode in uw eigen training regime, zodat u krijgen dat 6 pack in als kleine hoeveelheid tijd mogelijk.

Een ander ding moet je in gedachten te houden is de fysieke verval die optreden kan als u dat buitensporige cardiotraining houden, waarvan sommige zijn:

➢ Muscle wasting (it's true).
➢ Gemeenschappelijke verdeling.
➢ Orgel schade die tot chronische aandoeningen leiden kan.

Effectieve of een variabele cardio-regime aan de andere kant, kan veel meer dan verbeter uw fysieke beeld. Het kan:

✓ Verhoging van anti-oxidanten in het lichaam.
✓ Verbetering stikstofmonoxide generatie, die op zijn beurt het cardiovasculaire systeem kan verbeteren.

✓ Verhogen stofwisseling die vetverlies kunnen vergemakkelijken.

Bovendien, een te regelmatige cardio traint het hart te verduren van stress op een specifieke frequentie terwijl effectieve variabele cardio treinen gunstig inspelen op elke soort en hoeveelheid stress waardoor het sterker rondom. Het maakt ook het stevig genoeg om bijna elke vorm van fysieke spanning die u kunt werpen op het op de lange termijn. Op deze manier niet alleen zal u erin om het lichaam van je dromen, maar u zult vrij van bloeddruk problemen en andere fysieke maladies.

Workouts Workout vs. isolatie de kinetische keten

Veel mensen hebben de neiging te denken te veel in plaats van slim als het gaat om de vaststelling van een oefening regime dat werkt. Zoals vermeld, de meeste geloven dat werken van hun ledematen tot op het bot ze die 6 pack dat veel sneller krijgen kan gewenst, terwijl het tegendeel waar is. Erger nog, sommigen van mening dat een spier isoleren voor een training hen daarbij helpen zal. Niets kan worden verder van de waarheid. Waarom in godsnaam zou je willen dat doen? Eerst en vooral, het lichaam kan niet goed functioneren als u deze methode te hanteren. Dat komt omdat je spieren is een samenhangend systeem waarin elke ligament werkt om te steunen of te versterken van degene die lid is van het en vice versa. Dit is de reden waarom fysieke inspanningen die gebruikmaken van de volledige of de meeste van de daaraan gehechte spiermassa effectiever in vergelijking met isolatie trainingen zijn. Dit is ook waarom je nooit kunt bereiken volledige spier isolatie tijdens uw abs training; proberen om dit te doen zal alleen leiden tot niet-overeenkomende lichaamsdelen in plaats van een volledig functionerende eenheid. In plaats daarvan bent u waarschijnlijk te lijden onder de volgende kwalen als je in aandringen op de standaardisering van je ledematen:

> ➢ Gemeenschappelijke pijn en pijn.

> ➢ Tendinitis.

> ➢ Meer dan normale lichaamsvet.

Heb je ooit atleten met misvormde organen? Dat komt omdat hun opleiders zou eerder rip up van hun officiële licenties dan laten ondergaan een isolatie-training. De geripte instanties die ze sport spreken voor zich. Ze zorgen ervoor dat de atleten onder hun hoede nemen een multi-joint complexe beweging regime dat kan branden calorieën en oefenen elke spier in hun lichaam.

Niet alleen zal u zitten kundig voor die 6 pack abs snel door het aannemen van een kinetische (of meerdere gespierde) training regime, maar u zal zitten kundig voor bovenmatig lichaamsvet sneller werpen, verhogen de kans op hormonale activiteit en verhogen van uw metabolisme op hetzelfde moment.

Dit betekent echter niet dat u aanneemt een consistente wandelen regime om die buikvet te verbranden. Snelle (maar korte) joggen routines samen met kleine trainingen in tussen kunt u branden bijna 250 calorieën per dag en krijg je opgeladen als deze vetten krijgen door uw harde werken lichaam zodat u de energie om het te maken door elke dag gebruikt.

Oefening creatief te blijven passen in de gehele

Er komt een tijd tijdens uw zoektocht 6 pack wanneer u zal geconfronteerd frustrerend belemmeringen in de vorm van vruchteloze inspanningen en flab dat gewoon weigert te verdwijnen. Één minuut je merkt dat je op de top van de wereld, pompen van ijzer, doen milde cardio- en andere oefeningen met fantastische resultaten en het volgende dat je merkt dat je zwakke kneed, ademloos en overdreven moe als de dagen gaan door. Je kan zelfs ontdekken dat je een paar van die ponden die je verloren hebt opgedaan!

Niet nood voor kopzorg. Dit gebeurt vrijwel elke newbie cardio kruiser. De reden voor het voorkomen ervan is eenvoudig. Als je aan de dezelfde saaie training dag na dag in plaats van de invoering van een paar variabelen vasthouden om er meer creatieve en op zijn beurt, effectieve, dat 6 pack krijgen blijft een utopie.

Echter, niet proberen om creatief van de get gaan. U wilt uw lichaam gewend aan een set regime eerst voordat je creatief met het aanbrengen, anders kunt u beginnen met afbreken van te vroeg. Een goede manier om dit te doen is uit te oefenen volgens een specifieke set en rep (of herhaling) regime samen met pauzes tussendoor. Als u bijvoorbeeld op dit moment met halters traint, kunt u de training in sets van 5 oefeningen met 8 herhalingen voor elke samen met een één minuut pauze verdelen. Herhaal deze cyclus voor 6 tot 8 weken om je lichaam gewend aan deze inspanning en om er fit genoeg te verduren meer belasten opleiding vóór de invoering van wijzigingen aan het. Als u het regime te vroeg wijzigt, u zult het risico van inbeslagneming of vermoeiende uit te vroeg. Stimulering van het voor een bepaalde periode zal toestaan uw spieren om te wennen aan een bepaalde hoeveelheid stress versterken voor de lange reis naar het begeerde 6 pack. Deze manier, je lichaam zal hebben ook iets om de voortgang te verankeren, zodat het niet op u opgeven aangezien u begint ernstiger oefeningen te doen.

Na ongeveer 6 tot 8 weken vindt je jezelf kunnen doorstaan die training dat leek zo vermoeiend wanneer u voor het eerst daarop startte. Echter uw vooruitgang zal een beetje langzaam op dit moment ook en die ook uw lichaam vertelt u dat er een verandering.

Als u wilt spice up van de training na deze periode, kunt u het soort training die u aan het doen zijn. U kunt bijvoorbeeld wijzigen uw halter herhalingen met machine gebaseerde Gewichtheffen, nemen van zwaardere gewichten of veranderen van het tempo van uw training door:

- ✓ Uitvoeren 6 sets samen met 6 herhalingen en een loopband lopen gedurende 3 minuten tussen elke set.
- ✓ Gewichtheffen de meest die je aankan (geen behoefte om te verwonden door toevoeging van meer) uitvoeren 8 sets met 1 rep voor 30 seconden.
- ✓ Gebruik twee halters en doe 1 set bestaande uit 50 herhalingen.
- ✓ Probeer een full body workout als barbell persen of halter squats half uurtje of 20 minuten aan een stuk.

- ✓ Om echt dat bloed pompen, doen een full body workout zoals pull-ups push-ups, kin-ups, lunges, op en neer trappen, springtouw enz.

- ✓ Bent u echt avontuurlijk (en fysiek fit), dan u kunt proberen een dozijn verschillende oefeningen zonder het nemen van een pauze helemaal.

- ✓ Te houden van uw lichaam alert, 'verward' door het versnellen van uw gebruikelijke training regime van één dag en vertragen aanzienlijk de volgende. Deze manier, je lichaam zal niet groeien toegestane met herhaling.

Gewoon creatief en doen wat komt voor de geest te wijzigen uw training methode. Je zal zeker resultaten die manier en veel plezier tijdens het doen het ook.

Blijven Consistent en creatief op hetzelfde moment

Het regime van de bovengenoemde klinkt misschien moeilijk op het eerste, maar zodra u krijgen in de routine van dingen, u zal worden kraken, opheffing, sprinten en doen andere abs gebouw oefeningen zoals een pro in geen tijd! Echter krijg het ook creatief met uw regime niet. U zult uiteindelijk helemaal over de plaats en kan zelfs gooien uit de stroom van uw training, als u dat doet.

De beste manier om ervoor te zorgen een gemakkelijke en ontspannende training regime en blijven zo consistent mogelijk zonder op te geven op de variabelen, is een bepaalde cyclus behouden, maar verbeteren binnen een bepaalde periode (zoals 4 tot 8 weken omdat uw lichaam zal beginnen vertragen na dit interval) in de vorm van oefening variabelen. Spelen met de volgorde van de oefeningen, het aantal en de frequentie van sets en herhalingen, soorten van oefeningen, aantal trainingsmethoden, intervallen tussen rusttijden, snelheid van elke set, enz.

Het verkrijgen van het perfecte harde lichaam

Eigenlijk weet iedereen dat doen squats, en dode liften de meest populaire harde lichaamsoefeningen daar zijn. Dat komt omdat hun krachten gecombineerd, zij vergemakkelijken spieraanwinst en vet verlies als gevolg van het grote aantal spieren die nodig zijn voor het uitvoeren van hen. Bovendien, maar ze stimuleren ook excreties van het hormoon in het lichaam (zoals het groeihormoon, testosteron enz). Ook heeft men ontdekt dat squats tot bovenlichaam ontwikkeling samen met het onderste gedeelte, bijdragen hoewel ze meestal niet gebruik van de bovenste spieren maken. Dit is ook waarom beide worden beschouwd als een volledige training regime perfect voor zowel de reguliere als de atletische oefeningen en perfecte alternatieven voor het saaie cardio regimes.

Hoe te doen Squats

- ✓ Squat omlaag net genoeg om het maken van uw dijen parallel aan de vloer (het zal niet werken als je vals speelt, omdat de spieren niet het gevoel van enkele inspanning). Squat voor zover u begint gevoel wat ongemak in je dijen en elke spier in hen kan voelen. Dit zal versterken van je benen en terug.

- ✓ Te doen van dit recht, houden rechtstreeks terug je billen uit, en probeer niet te verlengen van uw knieën voorbij je tenen.

- ✓ De beste squats zijn die waarin is niet de rug kan boog. Dit gemakkelijk te doen, zorg ervoor dat uw hoofd is omhoog als je bukken en je buik strak gedurende de training is. Dit zal ook helpen u uw abs Toon.

✓ Ervoor uw voeten wijd uit elkaar en je tenen een beetje worden uitgebreid.

Een van de manieren die kunt u ervoor zorgen dat u doet squats correct wil opstaan uit een stoel. Eerst, het bezit komen van een stoel, zitten op het en dan proberen om op te staan zonder voorovergebogen met je billen uit en met uw rug recht. Als u hoeft te leunen naar voren te staan, dat betekent dat je aan het doen zijn goede kraakpanden.

Meester de squat door het doen van 3 ingesteld met 12 reps, zolang het duurt voor je om op te staan zonder voorover. Zodra je dat hebt bereikt, proberen toe te voegen wat gewicht aan deze training door uit te werken op een squat rek. Stel de balk onder schouderhoogte en de veiligheid bars zo laag als duurt het u ter ondersteuning van de bar met uw schouder. Nu, ga onder de balk en met uw handpalmen naar voren grijpen met behulp van een brede greep. Als het gewicht maakt uw schouders ongemakkelijk, plaats een bar pad op hen en plaats het gewicht op het bovenste gedeelte van je rug.

De juiste positie zou zijn:

✓ Direct terug.

✓ Hoge ellebogen.

✓ Strakke abs.

✓ Borst uit en omhoog.

Squats kunnen worden gedaan met behulp van een aantal gratis gewogen benodigdheden zoals barbells, dumbbells, kettle bells, zandzakken enz. Echter, er zijn enkele trainers die geloven dat doen squats met behulp van een machine nederlagen het hele doel van de oefening. Als u met hen instemt, kunt dan u uitoefenen met behulp van de halter kraakactie waarin het gewicht op de spieren van de trapezius gelegen in de bovenrug rust het terug. Andere squats die u kunt proberen zijn de overhead en front squats, waarin een barbell geplaatst tegenover het hoofd en in de greep van een trekken over het hoofd respectievelijk opgenomen.

Echter, met behulp van alle drie squats tijdens uw sets en herhalingen kan help u bereiken die zeer effectief variabele uitoefenen training.

Hoe te doen Front Squats

Dit is vrij een populaire oefening omdat het toelaat de buikspieren aan te spannen om te groeien in een stabiele manier in vergelijking met terug kraakpanden. Dit tonen het onderlichaam, maar het kan ook uw kern te versterken en u verhinderen uit te vallen op de achterkant, terwijl u aan het doen bent deze kraakpanden.

U kan ook problemen ondervindt die balk op je schouders te plaatsen. U kunt op twee manieren doen. In de eerste methode u stap onder de balk en kruis je armen terwijl de plaatsing van de bar op de ruimte die is gemaakt door de spier in de buurt van het bot in je schouder. Zorg ervoor dat uw ellebogen zijn hoog en gelijkwaardig zijn aan het woord.

Om ervoor te zorgen dat de bar doet niet glijden, kunt uw duim druk naar beneden op de balk te steunen. U kunt ook met behulp van de palm van uw handen aan de balie te houden rust op uw schouders ondersteund door je vingers. Zowel uw ellebogen en bovenarmen moeten hoog en parallel aan de grond blijven tijdens beide van deze oefeningen. U zult lopen het risico van het gewicht misschien vallen op je voeten anders.

Allereerst dat de squat zitten met het gewicht dat is gericht op je hielen in plaats van de bal van je voeten zodat je knieën niet de last van de kracht en voelen te versterken hun gewrichten.

Om ervoor te zorgen dat u blijft vrij van letsel en wennen aan de oefening, squats praktijk front met behulp van alleen de bar of een lichter gewicht. Uw abs ontvangt een meer diepgaande training met deze oefening in vergelijking tot terug kraakpanden.

Halter oefeningen voor een gescheurd lichaam

Vele jaren geleden, begon atletische trainers en conditioning coaches te zoeken naar training methoden die hun atleten konden Toon zonder hen dwingt te besteden te veel tijd uit te werken. Dat is wanneer zij kwam met de "complex" routine die gebruik maakt van een barbell of een set dumbbells die een atleet gebruiken kunt voor het uitvoeren van een aantal verschillende oefeningen in een set. Met andere woorden, besefte ze dat het verhogen van de gewichten per oefeningen kansen op een uitstekende en zeer effectieve training binnen een korte tijd vergroot.

Wat maakt hen "complex" en zeer vermoeiend is echter het gebrek aan pauzes tussendoor. Zodra u klaar bent met één oefening, zou u omhoog voor de volgende zonder pauze worden fokken. U wilt uw eigen beperkingen weten voordat u deze volgorde als u niet wilt om jezelf pijn te doen.

Je kan niet blijven doen de dezelfde training dag na dag wilt u snelle resultaten. Als u wilt animeren, invoering van deze 'complexen' in uw regime. Deze wijken af van de standaard sets en herhalingen omdat in plaats van het herhalen van deze reeks, u een rep van elke training in een set een na de andere te maken van één variabele set. Met andere woorden, zal u verschillende oefeningen uitvoeren in volgorde te verlichten uw verveling en werken elke spier in uw lichaam ten volle.

Dit is de reden waarom dit heel anders dan Circuittraining is. Niet alleen maakt het uw spieren uitoefenen zelf ten volle, maar het dus in een zeer korte span van tijd. Maak je klaar om je adem als jij deze reeks na het uitvoeren van het tweemaal of driemaal op rij en voel het aangename tintelingen dwars op en neer uw lichaam als u klaar bent (dat is een teken van een goede training door de manier).

Dus, om samen te vatten, kan een complexe gewicht training:

- ✓ Verbeter uw hartslag en capaciteit.
- ✓ uw spieren versterken.
- ✓ Burn enorme hoeveelheden calorieën.
- ✓ Slaan enorme hoeveelheden tijd (zelfs 5 rondes slechts 10 of 15 minuten duren).

View books from

ARNOLD YATES

1-Bodybuilding: How to Easily Build Muscles and Keep Mass Permanently:10X your Results and Build the Physique That You Want.

2-Calisthenics: Complete Guide for Bodyweight Exercise, Build your Dream Body in 30 Minutes

3- Atkins Diet- Lose weight and feel great with tips and recipes.

4- High blood pressure solutions: 40- super foods that will naturally lower your blood pressure

BOOKS

Ketogenic Diet: Cookbook with recipes for fat burn and permanent weight loss

Meditation for beginners (available in different languages)

Beginners guide to essential oils (Available in different languages)

Extreme Belly fat loss (available in different languages)

Reverse diabetes (available in different languages)

Author: alexander Grey

Author: Arnold yates

Dr Mike Drew

Just to say "Thank You" for buying this book.

I want to give you " 6 Principles to 6 pack abs" valued at ~~$19.99.~~

<u>YOURS FOR FREE</u>

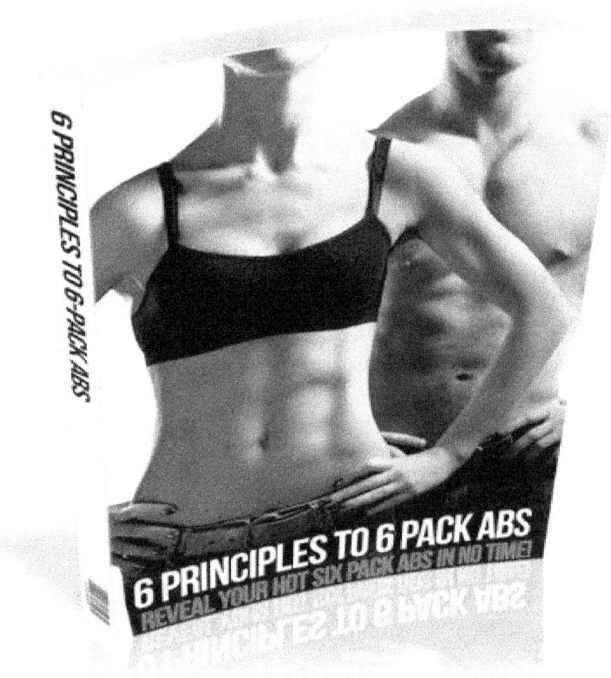

<u>CLICK HERE</u>

www.ingramcontent.com/pod-product-compliance
Lightning Source LLC
Chambersburg PA
CBHW071318280526
45788CB00004B/1939